LA

PNEUMONIE

PENDANT

LA GROSSESSE

PAR

S. FLATTÉ

DOCTEUR EN MÉDECINE DE LA FACULTÉ DE PARIS

PARIS

OLLIER-HENRY, LIBRAIRE-ÉDITEUR

11, 13, RUE DE L'ÉCOLE-DE-MÉDECINE, 11, 13

1892

LA PNEUMONIE PENDANT LA GROSSESSE

PAR

S. FLATTÉ

DOCTEUR EN MÉDECINE DE LA FACULTÉ DE PARIS

PARIS
OLLIER-HENRY, LIBRAIRE-ÉDITEUR
11, 13, RUE DE L'ÉCOLE-DE-MÉDECINE, 11, 13

1892

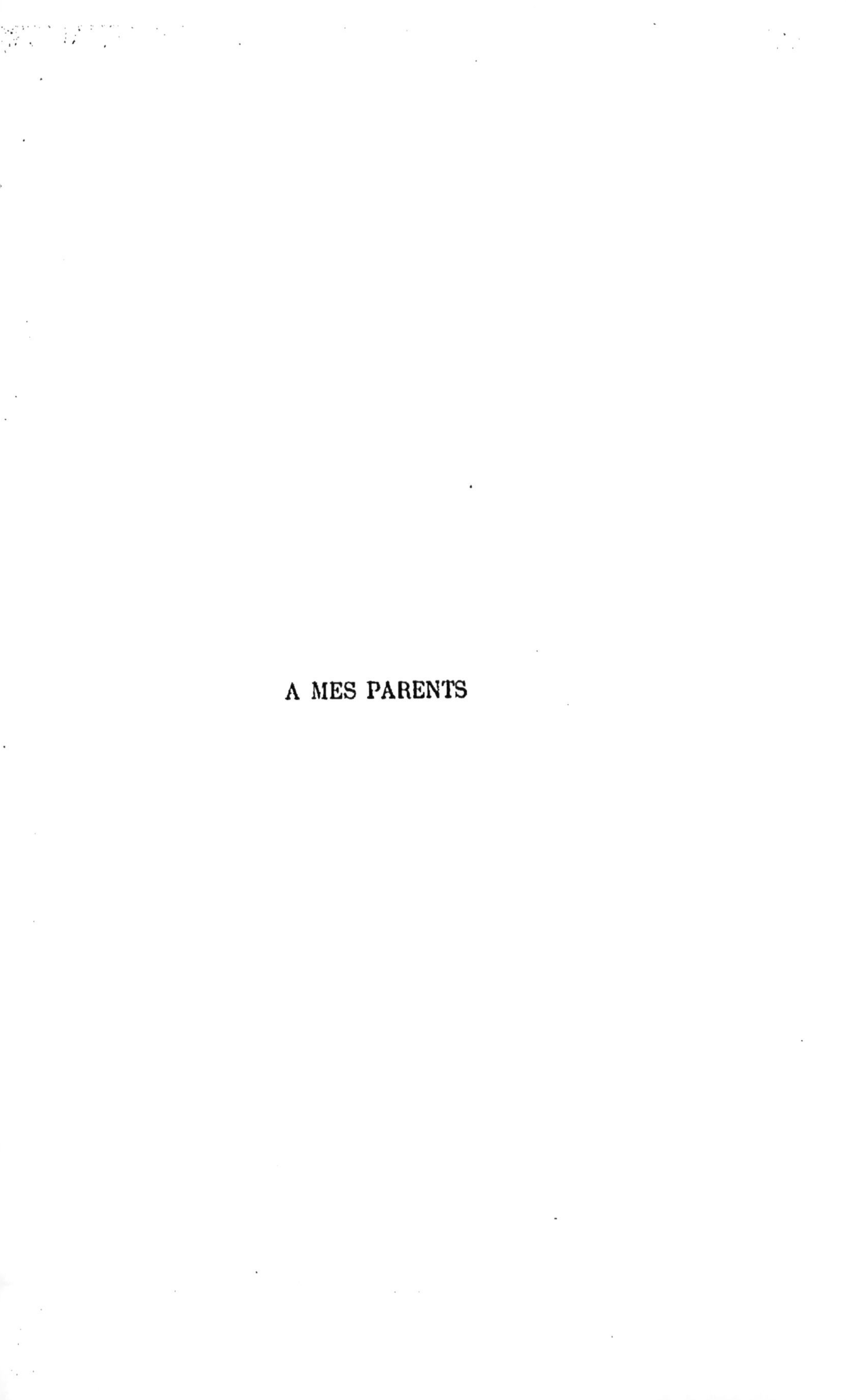

A MES PARENTS

AU VÉNÉRÉ MAITRE

M. LE DOCTEUR PAJOT

Professeur honoraire de la Faculté
Chevalier de la Légion d'honneur

Hommage d'admiration et de respectueuse estime

A MON PRÉSIDENT DE THÈSE

MONSIEUR LE DOCTEUR PINARD

Professeur de clinique obstétricale à la Faculté
Chevalier de la Légion d'honneur

LA PNEUMONIE

PENDANT

LA GROSSESSE

AVANT-PROPOS

Notre maître, M. Pinard, à qui l'idée première de notre travail appartient toute entière, nous a engagé à réunir le plus grand nombre possible d'observations de pneumonie pendant la grossesse dispersées dans la littérature médicale, afin d'établir une statistique plus exacte et plus complète que celles publiées jusqu'à ce jour. Grisolle, présentant les résultats de ses recherches sur le même sujet faisait les réserves suivantes : « Pour avoir une statistique exacte, il faut, disait-il, posséder indistinctement les faits recueillis et non ceux qu'on ne publie souvent que parce qu'ils offrent quelque particularité remarquable ou insolite ou pour venir à l'appui d'une méthode thérapeutique qu'on professe. » C'est pour répondre à ce desideratum que nous nous sommes efforcé de rassembler indistinctement tous les cas que nous avons pu trouver. Après avoir persécuté et discuté les données de divers auteurs sur la fréquence de la pneumonie pendant la grossesse, sur l'influence de cette affection sur la gestation et sur la thérapeutique à mettre en œuvre, réunissant à notre tour ces faits et ces opinions, nous avons tiré de leur ensemble des conclusions basées sur leur statistique commune. Nous n'oserions affirmer que notre travail soit aussi complet qu'il eût pu l'être ; toutefois nous avons la conscience d'avoir fait pour y parvenir et nous espérons que notre bonne volonté fera excuser ce que cette étude pourrait avoir d'insuffisant.

Avant d'aborder notre sujet, qu'il nous soit permis d'adresser ici publiquement l'expression de notre reconnaissance à tous nos maîtres qui ont bien voulu nous accepter dans leur service et nous encourager et nous guider dans nos études.

Que nos remerciements aillent tout d'abord à notre maître, l'éminent professeur Pajot, pour la bienveillance qu'il nous a témoignée.

Nous prions M. le professeur Pinard d'agréer le témoignage de notre plus profonde gratitude pour les savantes leçons, pour la bienveillance qu'il nous a prodiguées, et pour l'honneur qu'il nous fait d'accepter la présidence de notre thèse.

Nous sommes heureux de remercier ici M. le Dr Potocki, chef de clinique à Baudelocque, dont les conseils nous ont été si précieux pour la préparation de notre thèse, ainsi que M. Varnier, chef de clinique, et MM. Lepage, Wallich et Bouffe, répétiteurs à la clinique d'accouchement, du dévouement avec lequel ils ont dirigé nos études obstétricales.

Nous adressons également nos remerciements à MM. Champetier de Ribes et Porak, accoucheurs des hôpitaux, à M. Tissier, chef de clinique d'accouchement, et à M. le Dr Diamant-Berger pour les observations qu'ils ont bien voulu nous fournir.

Que nos anciens maîtres de la faculté de médecine de Dorpat reçoivent également l'expression de notre reconnaissance pour les précieux enseignements qu'ils nous ont donnés.

HISTORIQUE

Si, pour nous conformer à la tradition, nous cherchons la première mention qui soit faite du sujet que nous étudions nous trouvons dans les œuvres du père de la médecine, Hippocrate, les lignes suivantes : *Mulierem utero gerentem capi ab aliquo morbo acuto laethale est* (1) qui nous montrent que les anciens connaissaient déjà la gravité des maladies aiguës survenant pendant la grossesse.

D'ailleurs, jusqu'à la fin du XVIIIe siècle, l'étude des maladies aiguës en elles-mêmes, étayée presque exclusivement sur l'observation clinique et privée du secours de l'anatomie pathologique et de moyens précis d'analyse, ne pouvait progresser que lentement et péniblement. La pneumonie franche partagea le sort commun et il faut arriver à l'immortel Laënnec pour en trouver une admirable description symptomatique, et, tout récemment, à Frenkel et Netter, pour en connaître la nature microbienne.

Quant aux rapports de cette maladie avec la grossesse, sujet que nous nous proposons d'étudier ici, ils furent presque complètement méconnus ou négligés par les accoucheurs jusqu'aux temps modernes, bien que, parmi les affections aiguës qui surviennent au cours de la gestation, la pneumonie soit une de celles qui exercent sur sa marche l'influence la plus grave.

1. Basilae, 1526, p. 250.

Mauriceau (1), l'éminent accoucheur français du XVIIIe siècle, mentionne une observation de pneumonie pendant la grossesse qu'on peut considérer peut-être comme la première ; toutefois, elle est sujette à controverse, car, pour les raisons que nous avons données plus haut, il est difficile d'affirmer qu'il ne s'agit point d'une autre affection aiguë de la poitrine. On peut faire la même objection aux cinq observations de Mauriceau auxquelles fait allusion Ricau.

Ce furent surtout les médecins qui les premiers attirèrent l'attention sur les particularités de la pneumonie au cours de la grossesse. Franck fait remarquer que les péripneumonies sont très graves chez les femmes enceintes, surtout lorsqu'il survient un avortement et chez celles qui sont en couches. Requin porte aussi un pronostic fâcheux en pareil cas. « La grossesse, dit-il, est une circonstance qui imprime aux pneumonies intervenantes un caractère excessivement grave à l'état des femmes grosses ; ainsi, par exemple, on peut poser en règle, à peu près sans exception, que, lorsqu'une pneumonie les atteint, elles avortent et meurent bientôt après. »

Il faut arriver à Grisolle pour trouver un travail d'ensemble et plus complet sur cette question. Ce célèbre clinicien de Paris, dans son excellent ouvrage *Traité de la pneumonie* (édition premièra de 1841, IIe 1864) consacre un chapitre spécial à l'étude de la pneumonie pendant la grossesse. Il considère la grossesse comme aggravant beaucoup le pronostic de la pneumonie. « car, dit-il, presque toutes les femmes succombent, les unes conservant le produit de la conception,

1. T. II, Obs. CDLXXII, page 391.

les autres après avoir avorté ou accouché prématurément.

A peu près à la même époque, Bourgeois s'occupe du même sujet. Sur 12 observations personnelles, il constate 2 morts et 8 avortements et accouchements prématurés.

A cette date, ont été publiées d'autres observations isolées qui se trouvent dispersées dans la littérature médicale; telles sont : celles de Wancœstem, de Valsalva, d'Aran, de Thirion de Namur, de Béhier, de Doléris et de Gillet de Beanzée (1).

En 1870, parut dans le *Journal de médecine de Bruxelles*, un mémoire de Chatelain qui mérite une mention spéciale. Cet auteur a ajouté à 2 observations personnelles 18 de Grisolle, les 12 de Bourgeois, 2 de Mazade, 2 de Habrand, 1 de Moginot, 1 de Thirion, 1 du Dr Simon, ce qui fait un total de 39 cas, sur lesquels il note 10 décès et 9 accouchements prématurés. Chatelain attribue l'aggravation de la pneumonie pendant la grossesse à la gravidité de l'utérus à la gêne qui en résulte pour la circulation et la respiration. Il ajoute que ces troubles respiratoires provoquent les contractions utérines et sont la cause principale des fréquents avortements. Cet auteur est partisan de l'accouchement artificiel dans les cas graves de pneumonie.

Ce mémoire de Chatelain a provoqué une intéressante discussion dans le Journal de médecine de Bruxelles, entre Marchant et Matton. Marchant défend l'opinion de Grisolle et de Chatelain, et, avec ce dernier, réclame l'accouchement artificiel, afin de provoquer une détente des symptômes congestifs par l'expulsion du fœtus. Matton, au contraire, par-

1. V. plus loin dans le tableau synoptique les notes bibliographiques.

tisan de l'opinion traditionnelle qui considère la fibrine comme la substance organo-plastique par excellence, attribue la gravité de la pneumonie à l'accumulation de fibrine dans le sang de la femme enceinte; se basant sur la statistique donnée par Chatelain (19 guérisons sur 20, quand il n'y avait pas de suppression de la grossesse et 9 sur 18 dans le cas contraire), il conclut, contrairement à celui-ci, que l'expulsion naturelle ou artificielle du fœtus pendant le cours de la pneumonie est très défavorable à la résolution de cette maladie. L'expulsion du foetus, dit-il, affaiblit l'état général et occasionne un traumatisme dont l'effet révulsif est annihilé par l'excès de fibrine et par la disposition inflammatoire qui s'en trouve accrue.

En 1874, dans une très remarquable thèse, M. Ricau a résumé les travaux faits sur cette question par Grisolle, Bourgeois et Chatelain; après avoir ajouté une observation personnelle, ainsi que celles de Martineau, Doléris et Watelle père, mentionnées plus haut, il est arrivé à conclure de l'ensemble de 43 cas, ainsi réunis, que la pneumonia gravidarum présente un pronostic beaucoup plus grave dans les derniers mois de la grossesse que dans les premiers. Sur 28 cas de pneumonie précédant le 180° jour de la gestation, il note, en effet, 23 guérisons (dont 6 avec avortement, 17 sans cette complication), tandis que 15 cas survenus après cette période, donnent 8 guérisons (5 avec avortement, 3 sans avortement) et 7 morts, dont 2 après l'accouchement. Dans 10 cas d'accouchement prématuré, 3 enfants vinrent au monde morts, 3 ne survécurent que quelques jours, 3 survécurent définitivement; quant au dixième, les renseignements manquent à son sujet. D'après Ricau, ni la saignée, ni le tartre stibié ne sont contrindiqués dans le traitement de la pneumonie pendant la grossesse. Cet auteur trouve que l'expulsion du fœtus occasionne parfois une amélioration notable de l'état général et favorise la résolution de la pneumonie.

Parmi les travaux allemands, publiés à la même époque sur cette question, indépendamment des observations isolées de Bernard Pilz et de Munier, nous trouvons un intéressant mémoire de Gusserow (1). Gusserow eut le grand mérite d'avoir, le premier, insisté sur l'importance, dans cette circonstance, de la gêne de la circulation pendant le travail. « Nul doute, dit-il, que la circulation soit considérablement troublée pendant le travail; sans que j'aie besoin de le prouver par les données sphygmographiques, chacun accordera que pendant une contraction utérine la respiration devient irrégulière; il est aisé de constater qu'à chaque effort du travail le visage de la femme se cyanose, les poumons sont donc plus ou moins hyperhémiés; les troubles respiratoires pendant le travail, joints à la consistance particulière du sang pendant la grossesse, prédisposent à l'œdème les poumons, dès qu'une affection les atteint. Gusserow cite, à l'appui de son opinion, l'accoucheur anglais, Tanner, d'après lequel la pneumonie pendant la grossesse est toujours plus dangereuse qu'en temps normal et beaucoup plus grave chez la femme accouchée que chez celle où l'expulsion n'a pas eu lieu. En se basant sur les raisonnements théoriques cités plus haut et, à la fois, sur une statistique recueillie dans a littérature médicale de 21 cas d'accouchements artificiels pro-

1. Monatschrift f. Geburtsh. Bd XXXII, S. 87.

voqués pour cause d'affections pulmonaires (dont 8 pneumonies dans lesquelles la mort frappa 5 fois la mère et 3 fois l'enfant) et sur 3 cas d'accouchements prématurés spontanés chez des pneumoniques (dont 2 moururent) Gusserow fait la remarque suivante: « Si l'on recueillait (chose difficile, les cas de ce genre étant trop peu publiés) une statistique d'un nombre aussi considérable de cas, dont le dénouement a été plus heureux sans intervention artificielle, on aurait alors la certitude que la pneumonie et d'autres affections aïgues des poumons contrindiquent l'accouchement artificiel ».

A l'appel de l'éminent accoucheur berlinois, d'autres auteurs allemands s'occupèrent de la question, et, en 1873 à la séance de la Société des accoucheurs de Berlin, M. Wernich lut un intéressant mémoire, à la discussion duquel prirent part les accoucheurs Martin, Wegscheider, Ruge, Fasbender et d'autres.

Wernich rapporte 3 cas de pneumonia gravidarum. Comme Gusserow, il voit le danger de la complication pneumonique pendant la grossesse, plutôt dans les organes de la circulation que dans ceux de la respiration, et, notamment, dans l'insuffisance relative du cœur, dont l'importance dans la pneumonie, en général, a été déjà démontrée d'une façon convaincante par Jurgensen. « Si l'on partage l'opinion de Jurgensen, dit-il, il faut convenir que l'accouchement provoqué artificiellement ou spontané est absolument dangereux pour l'évolution de la maladie et on ne peut jamais le considérer comme une circonstance salutaire. D'accord avec sa théorie, Wernich rejette l'intervention artificielle, comme moyen de traitement, et se borne à la médication antiphlogistique et stimulante, n'admettant la saignée que dans les cas d'extrême nécessité et encore suivie aussitôt de la transfusion pour éviter le collapsus.

A la même séance, Martin émet une semblable opinion, car, dit-il, l'excitation, les douleurs, les congestions qui surviennent plus ou moins pendant le travail doivent toujours être préjudiciables à l'organisme déjà gravement affecté. Il mentionne, en outre, 3 observations, dans lesquelles une femme meurt et deux guérissent d'une pneumonie survenue pendant la grossesse.

Wegscheider rejette aussi l'accouchement artificiel et fait connaître deux observations de pneumonia gravidarium.

Fasbender et Ruge rapportent chacun un cas de pneumonie compliquant la grossesse.

Un peu plus tard, à la même société des accoucheurs de Berlin, Fasbender donne communication d'un intéressant mémoire sur le même sujet; il rapporte 8 cas de pneumonie au cours de la grossesse, dont un appartient à Mancopf de Marbourg, 5 cas à Dohrn, un au Dr Hesinger, et un enfin à un collègue anonyme. Dans tous ces cas, excepté le dernier, l'accouchement survint pendant la pneumonie qui s'aggrava toujours dans les suites de couches; deux cas se terminèrent par la mort. Fasbender, s'appuyant sur les expériences de Eichhorst, démontrant que la capacité vitale des poumons diminue pendant la grossesse, insiste sur la possibilité de donner plus de profondeur à la respiration par l'évacuation de l'utérus et, contrairement à l'opinion de Wernich, il considère l'expulsion du fœtus comme une circonstance favorable. Quant à l'asphyxie fréquente des enfants, il l'explique par la décarbonisation imparfaite du sang de la mère pneumonique, à laquelle s'ajoute, dit-il, l'influence de l'anémie du placenta qui est une conséquence nécessaire de la moindre repletion du ventricule gauche consécutive à la stase veineuse.

Fischl (1), dans son excellent ouvrage sur la pleurésie concomittante à la grossesse, trouve les dangers apportés par la pleurésie tout à fait analogues à ceux de la pneumonie. Partisan de l'opinion de Jurgensen qui admet que « l'*exitus lœtalis* » dans la pneumonie est toujours causée par l'insuffisance fonctionnelle du cœur, il soutient par une série de raisonnements serrés que la grossesse ne peut, d'elle-même, aggraver le pronostic de la pneumonie concomittante. « En effet, dit-il, dans la pleurésie et la pneumonie, la gêne circulatoire porte sur la circulation pulmonaire et ne retentit que sur le ventricule droit; la grossesse, au contraire, exige un plus grand travail de la part du ventricule gauche qui doit surmonter la tension de l'aorte, augmentée par l'interposition de la circulation placentaire. » Mais, l'acte du travail qui, pendant chaque contraction utérine, provoque des troubles dans la circulation pulmonaire, est incontestablement dangereux pour le ventricule droit dans les complications de pleurésie et de pneumonie. C'est pour ces raisons que Fischl refuse la provocation de l'accouchément artificiel dans la grossesse compliquée par une pneumouie ou une pleurésie. Il présente, en outre, une statistique de 31 cas de pneumonia gravidarum qui, sans provocation artificielle de l'accouchement, eurent une issue plus favorable que les 21 cas, recueillis par Gusserow, où l'accouchement artificiel avait été appliqué.

1. *Prager Vierteljahresschrift*, 1875, S. 4.

En 1876, l'étude des maladies aiguës entre dans une nouvelle période. Jurgensen, se basant sur la marche cyclique de la pneumonie, déjà notée par les écoles de Leipzig et de Vienne, et sur l'épidémicité (signalée parfois) de cette maladie, osa déclarer que, derrière la phlegmasie des poumons, il existe quelque chose autre et que la vraie pneumonie « croupale » doit être considérée commme une maladie générale infectieuse à détermination pulmonaire. Déjà, Grisolle soupçonnait la nature infectieuse de la pneumonie, lorsqu'il notait, dans son excellent traité, que, « de temps en temps on voit les pneumonies apparaître en plus grand nombre et présenter tous les caractères d'une maladie épidémique, qui peuvent s'expliquer seulement par un agent morbide, « *occulte et insaisissable* », dont les conditions atmosphériques ne faisaient que favoriser l'action. » Mais, c'est à Jurgensen, que revient le mérite d'avoir réussi à diriger et à fixer l'attention générale sur cette théorie, qui mit sur la voie de la nature microbienne de la pneumonie, maintenant bien établie par les recherches de Talamon, Fraenkel, Netter, Weichselbaum et d'autres. Dès ce moment, les accoucheurs ont commencé à s'occuper de la complication de la grossesse par la pneumonie avec un plus grand intérêt. Outre les observations dispersées dans la littérature médicale, telles que les deux cas de Léopold, ceux d'Adams, de Valentin, de Simpson, Schenk, Hofmeyer, six de Brieger, ceux d'Auvard, de Verlet, les deux de Lehfeldt (1), la question a été spécialement étudiée par Bergesio.

1. Voir les notes bibliographiques plus loin dans le tableau synoptique.

Cet auteur, prenant en considération les modifications physiques des organes respiratoires pendant la grossesse (diminution du diamètre profond du thorax, agrandissement du diamètre transverse, diminution de la capacité vitale des poumons, etc.,) les trouvent insuffisantes pour expliquer les allures graves revêtues par les maladies aiguës des poumons survenant au cours de la grossesse. Il a recueilli 54 cas, la plupart personnels, quelques autres tirés des anciens auteurs, sur lesquels, 34 de femmes atteintes de pneumonie dans les premiers six mois de la grossesse (15 avortements, 10 morts) et 20, de femmes atteintes pendant les derniers trois mois 10 accouchements prématurés, 9 morts). Il admet la provocation de l'accouchement artificiel dans les pneumonies survenant dans les derniers trois mois de la grossesse.

Un travail d'ensemble nous est fourni également par la bonne thèse de M. Coli. Après avoir, avec le plus grand soin, recueilli les opinions de différents auteurs, Coli cite 40 cas pris dans les cliniques d'Italie.

Sur 15 femmes atteintes de pneumonie pendant les premiers six mois de la grossesse, trois moururent et l'expulsion du fœtus fut faite dans 6 cas. Sur les autres 25 cas, il note 7 morts et 6 accouchements prématurés. Suivant Coli, la saignée est indiquée dans certains cas graves pour empêcher un œdème des poumons. L'accouchement artificiel ne doit être appliqué que comme ressource extrême dans les pneumonies doubles, dans les cas de complication de la pneumonie par une affection cardiaque, et, surtout, lorsqu'on est autorisé à penser que la compression abdominale joue un rôle dans la gêne respiratoire.

Nous ne pouvons ici passer sous silence l'excellent travail de notre ancien maître, le professeur Runge (1), qui s'est occupé spécialement des dangers que les maladies aiguës en général font courir à la vie du fœtus. Le professeur Runge, s'appuyant sur les recherches faites en Russie, par Kaminski sur la fièvre typhoïde, par Slaviansky sur le choléra, et sur ses nombreuses expériences personnelles, a formulé les conclusions suivantes : la vie du fœtus dans les maladies aiguës accompagnant la grossesse, peut être compromise : 1° par l'hyperthermie; 2° par les troubles de la respiration placentaire; 3° par la transmission de l'agent morbide de la mère à l'enfant et enfin 4° par les modifications anatomiques dans le placenta. « Les dangers de la mort du fœtus par l'infection intra-utérine, dit-il, sont insignifiants; la possibilité de cette transmission n'est prouvée que dans quelques-unes des maladies infectieuses, et même dans celles-ci, l'infection intra-utérine n'est pas toujours mortelle pour l'enfant. Infiniment plus dangereuses pour le fœtus sont ces modifications qui, sous l'influence de l'infection, se produisent dans l'organisme maternel, et, notamment, la fièvre, les entraves à la décarbonisation du sang maternel, les lésions anatomiques du placenta, d'où résultent l'hyperthermie du fœtus et les troubles de la respiration placentaire. »

Si, à l'époque où le professeur Runge publiait son travail, la transmission intra-utérine de la pneumonie ne pouvait être que soupçonnée, elle est maintenant un fait établi. C'est Netter, à qui nous devons l'étude du pneumocoque

1. *Archiv. für Gynæc.* XXV et *Volkmans camlung Klinisch. Vortr.* N° 174.

dans toutes ses manifestations morbides, qui a démontré cette transmission intra-utérine des affections à pneumocoques, d'abord chez les cobayes, par ses nombreuses expériences de 1886 et, trois ans plus tard, chez la femme. Le 9 mars 1889, à la séance de la Société de Biologie, M. Netter a signalé un cas dans lequel un enfant, né d'une mère atteinte de pneumonie franche, mourut 5 jours après sa naissance. De l'examen anatomique, microscopique, bactériologique fait par Netter, il résulta qu'il s'agissait manifestement d'une contamination pneumonique d'origine maternelle par l'intermédiaire du placenta. A l'appui de la transmission intra-utérine des affections à pneumocoques par la mère à l'enfant, il faut encore noter les observations de Thorner, de Marchant, de Strachan, de Birsch-Hirschfeld, de Viti et de Lévy; mais, dans tous ces cas, sauf celui de Lévy, l'examen bactériologique ne fut point pratiqué.

A la même catégorie appartiennent les deux observations suivantes : dans la première, de Foa-Ufréduzzi, un enfant, né d'une mère atteinte de pleuro-pneumonie, mourut d'une méningite dans laquelle l'autopsie révéla la présence des pneumocoques de Fraenkel. La deuxième, déjà très ancienne, est de Heker et a trait à l'enfant d'une mère morte de méningite (probablement due au pneumocoque) qui présenta, à l'autopsie, tous les caractères d'une pneumonie inférieure gauche. Il faut ajouter, d'ailleurs, que Heker lui-même donna pour cause à cette pneumonie une fausse déglutition de liquide amniotique.

Parmi les travaux récents faits sur notre sujet, il faut citer encore les mémoires remarquables du Dr Walliche et de Fraignaud, les observations de Ninian Falkiner, de Brabyry, Raven et celle de M. Pinard. Cette dernière observation, citée dans la thèse de M. Aymard, présente cette particularité très intéressante, que la contamination de l'enfant par le pneumocoque s'opéra par le lait de la mère, atteinte elle-même de pneumonie 4 jours après l'accouchement.

Nous devons accorder une mention spéciale au chapitre sur la pneumonie pendant la grossesse, de M. Charpentier (1), mais, et surtout en première ligne, à l'excellent article de notre cher maître, M. Pinard (2), qui ont été nos guides les plus sûrs dans la composition de ce travail. Si nous rappelons maintenant les observations des auteurs que mentionne Fischl, notamment 3 cas favorables de Roth, 4 cas favorables de Köring, les 9 cas (dont six mortels) de Hégar, et si nous ajoutons encore les deux cas favorables, les plus récents de M. Chamberlent (cités dans la thèse de M. Barthélemy) et les 5 cas favorables de M. Verrier qui, malheureusement, n'ont jamais été publiés, nous aurons épuisé les notions historiques que nous avons pu recueillir dans la littérature médicale.

A ces observations, recueillies dans la littérature médicale, qui font un total de 234, nous joignons 5 observations inédites, prises dans les services d'accouchement de Paris, grâce à l'amabilité des chefs de service.

1. *Traité d'accouchement.*

2. Dictionnaire de Dechambre, article grossesse.

OBSERVATION I (inédite).

Prise à la clinique Baudelocque.

Une femme robuste, âgée de 36 ans, journalière, entre à la Maternité Baudelocque dans le service de M. le professeur Pinard, à huit heures et demie du soir, le 23 décembre 1890.

Cette femme, en général bien portante, est tombée malade brusquement dans la nuit du 21 au 22 décembre. Elle a été prise d'un frisson intense, suivi de fièvre et d'un point douloureux dans le côté gauche. Le 22 décembre, elle passe une mauvaise nuit à l'asile. La nuit suivante, à la Maternité, se passe comme la précédente : point de côté douloureux, toux fréquente, dyspnée intense, céphalalgie, faiblesse extrême.

24 décembre. — Le matin : faciès vultueux; pommettes rouges, yeux brillants, respiration fréquente et difficile, parole brève et saccadée, langue humide. Tout le côté gauche du thorax, aussi bien en avant qu'en arrière, est extrêmement sensible. La percussion dénote à gauche une matité des 2/3 inférieurs du thorax en arrière, avec « skodisme » en avant ; à droite, percussion normale. A l'auscultation, apnée complète à la base du poumon gauche; dans le 1/3 moyen un souffle doux. Bronchophonie au sommet gauche, râles muqueux ; à droite, également, des râles muqueux disséminés. Urine rare, albumineuse. T. 39°,2. P. = 120. R. = 44.

A l'examen obstétrical, on apprend que la femme est VII para, elle a eu une fausse-couche, un accouchement prématuré et quatre à terme ; de quatre enfants, nés à terme, deux sont vivants. Elle a eu ses dernières règles le 15 avril 1890, elle est donc enceinte de 8 mois et demi à peu près. Col utérin dans toute sa longueur, aucune manifestation du travail.

25 décembre. — Au matin, même état général. T. 39°. P. 106.

R. 44. A 3 h. 1/2, les contractions utérines commencent et elle entre bientôt franchement en travail. A 4 h. 40 du soir, elle accouche spontanément d'une fille vivante, pesant 2570 grammes.

A 5 h. 15, extraction simple du placenta, membranes complètes. Aussitôt après l'accouchement, amendement notable de l'état général. La température tombe à 38°.

26 décembre. — A 1 heure et demie du matin la température remonte de nouveau jusqu'à 40°,5, l'état général est très aggravé. Dyspnée suffocante, la face cramoisie est couverte de sueur. A la partie gauche du thorax, on constate par la percussion une matité absolue au 1/3 inférieur, de la submatité au 1/3 moyen, de la sonorité au 1/3 supérieur. A l'auscultation, souffle léger au 1/3 inférieur, souffle tubaire avec quelques râles fins au 1/3 moyen et souffle bronchique au 1/3 supérieur. A droite, à la percussion, submatité au 1/3 supérieur du thorax, et, à l'auscultation, souffle bronchique avec quelques râles disséminés et râles sibilants dans le reste de la poitrine. On applique 4 ventouses scarifiées à la partie postérieure du thorax et on prescrit 2 grammes d'acide salicylique, du lait et la potion de Todd. Le soir, la température tombe à 38 degrés, les urines contiennent une grande quantité d'albumine.

27 décembre. — Même état qu'hier, prostration extrême, face cramoisie, transpiration abondante. Mêmes signes à la percussion et à l'auscultation. Même quantité d'albumine.

Diagnostic. — Pleuro-pneumonie droite qui devient double. Même traitement qu'hier : potion de Todd, quinquina, 2 grammes d'acide salicylique, ventouses sèches, lait. Le soir la température tombe jusqu'à 37°,2, mais la prostration reste extrême et la dyspnée suffocante persiste.

28 décembre. — Etat général aggravé. Les lésions s'amendent à gauche, mais s'étendent à droite, où l'on constate un souffle tubaire dans les fosses sous et sus-épineuses mêlé de râles sous-crépitants. L'épanchement du côté gauche est résorbé. Température 39°,1.

29 décembre. — Le poumon droit se prend davantage. Souffle à la partie inférieure avec râles sous-crépitants. Urines moins riches en albumine. A la partie inférieure matité, souffle tubaire et râles crépitants à la partie supérieure. A gauche, aux 2/3 supérieurs, souffle tubaire à râles fins. Fièvre intense, température 40°,5.

30 décembre. — La malade se trouve mieux. Température 38°,8.

Diarrhée fréquente. Prescription de 80 grammes de rhum, acide salicylique 2 grammes, naphtol 1 gramme.

31 décembre. — Souffle tubaire dans les 2/3 inférieurs gauches du poumon. Température oscillant entre 39 et 42°.

1er janvier 1891. — Râles crépitants dans les 2/3 inférieurs gauches, où il y avait hier du souffle tubaire. On transporte la malade au pavillon d'isolement.

2 janvier. — Râles crépitants et frottements à gauche. L'état général s'aggrave de plus en plus et la femme meurt avec les symptômes d'œdème des poumons, à minuit, le 3 janvier 1891.

A l'autopsie faite par le Dr Lepage, on constata l'hépatisation du lobe inférieur gauche des poumons, des fausses membranes de la plèvre de 2 centimètres d'épaisseur, formant une coque qui enveloppait ce lobe inférieur. Splénisation du lobe supérieur gauche. Splénisation à droite, quelques foyers hépatisés au sommet droit. Rien d'anormal dans les autres viscères. L'enfant dès sa naissance respire mal; le corps froid, cyanosé, perd progressivement de son poids et il meurt, en présentant quelques convulsions, le 5 janvier 1891. Son autopsie n'a malheureusement pas été faite.

OBSERVATION II (inédite).

Prise à la clinique de la rue d'Assas, dans le service de M. Tarnier, communiquée par M. Tissier.

La nommée C..., âgée de 21 ans, domestique, entre à la clinique (dortoir des femmes enceintes), le 7 janvier 1891. Elle est enceinte pour la deuxième fois, ayant eu ses dernières règles du 3 au 5 mai 1890.

Elle est d'une bonne santé, n'a jamais fait de maladie, dont elle se souvienne et ne saurait dire à quel âge elle a marché.

Elle a eu un premier accouchement qui s'est effectué sans difficulté et dont elle s'est bien rétablie. Au moment de l'entrée à la clinique, la grossesse date de 7 mois et demi à peu près et s'est passée sans incidents ; il existe seulement des varices abondantes, répandues aux membres inférieurs et sur les parties génitales, qui rendent le repos nécessaire. Cette femme était occupée, comme ses compagnes, à divers soins intérieurs. Elle dut aller faire un service peu fatigant à la cuisine ; à ce moment, la nécessité de nettoyer les calorifères fit qu'un certain abaissement de la température se produisit dans les salles d'en bas, et la femme C... fut prise à 6 heures 20 du soir de frisson, de point de côté gauche et de dyspnée. Dans la nuit, les membranes se rompirent. Le lendemain, on constata des râles dans la moitié de la poitrine des deux côtés. Le soir, la femme se plaignit des contractions et entra nettement en travail ; elle était accouchée à 10 heures du soir, le travail ayant marché très vite et ayant duré cinq heures en tout.

Enfant vivant, de sexe masculin, pesant 2880 grammes. Délivrance naturelle, placenta intact et membranes complètes, le liquide amniotique présentant déjà une odeur très fétide ; la température axillaire, immédiatement après l'accouchement, était de 38°,5.

Cependant, l'état général était assez bon; la femme n'était pas très dyspnéique.

Mais, le lendemain matin, à la visite; M.Tarnier trouva le pouls fréquent, la peau chaude et le thermomètre, placé dans l'aisselle, accusa 40°,4. Dans l'intervalle, s'était produit un grand frisson, la respiration n'était pas très nette du côté gauche; on notait un peu de matité à la percussion, peut-être de l'égophonie; pas de crachats caractéristiques.

Traitement:

Piqûre de morphine. — Emétique. — Ventouses. — Potion de Todd.

Le soir, la T. 40°,2.

23 janvier. — T. de midi 39°,4, du soir 39°,6. Matité plus accusée à gauche. Respiration suffocante, crachats sanguinolents.

Diagnostic. — Pleuro-pneumonie gauche. Au côté droit, râles abondants de congestion pulmonaire. Même traitement.

24 janvier. — Même état. Température oscillant de 39° à 40 avec mêmes signes stéthoscopiques, anhélation croissante.

Aucune espèce de manifestation pathologique du côté des organes génitaux.

Mort très rapide par asphyxie, le soir du 26 janvier.

L'autopsie fut faite par M. Vignol qui trouva l'hépatisation de la base inférieure gauche avec un faible épanchement de sérosité fibrineuse dans les plèvres et de l'exsudat fibrineux sur toute la hauteur de la plèvre pulmonaire. Du côté droit rien autre qu'une congestion intense. L'examen du foie, des reins et des organes génitaux, ne révéla aucune lésion.

L'enfant bien portant dut être envoyé au dépôt.

OBSERVATION III (inédite).

Prise à l'hôpital Tenon, dans le service de M. Champetier de Ribes.

Une femme âgée de 30 ans, VI pare, tombe malade le 20 mai 1891. La maladie se manifeste par un frisson, perte d'appétit, céphalalgie, prostration. Le même jour, elle entre à l'hôpital Tenon dans le service de M. Champetier de Ribes.

A l'examen objectif, on ne trouve rien d'anormal, ni au cœur, ni aux poumons. La malade ne tousse pas. L'abdomen est sensible à la pression, les urines normales ne contiennent pas d'albumine. T. 39°. P. 140. L'examen obstétrical dénote une présentation du sommet en position gauche antérieure. A 4 heures après midi, les contractions utérines commencent, la femme entre bientôt en travail et à 10 heures 45, elle accouche spontanément d'un enfant, pesant 2.880 grammes. Délivrance naturelle et complète à 11 heures du soir.

21 mai. — La céphalée persiste. Anorexie, langue saburrale sèche, le ventre est toujours sensible à la pression et présente un peu de météorisme. Urines rares, albumineuses, la femme ne tousse pas, toujours rien d'anormal à l'auscultation du thorax. Elle ne frissonne plus. T. 40°. P. 150.

Même état général. On lui met une vessie de glace sur le ventre et on lui fait l'irrigation continue avec de l'eau boriquée à 2 pour 100.

22 mai. — Nuit calme, herpès labial.

23 mai. — Nuit agitée, on administre une potion de chloral. A 9 heures du matin, amendement léger, faciès plus éveillé, ventre indolent.

26 mai. — Chûte complète du pouls et de la température, nuit calme, amendement très sensible de l'état général, langue encore sale, ventre indolent.

27 mai. — Augmentation de la quantité d'albumine dans l'urine.

28 mai. — Amendement notable de l'état général. La quantité d'albumine dans l'urine est abondante. Les vésicules d'herpès labial commencent à disparaître.

Puis, la marche de la maladie traîne, et,l'observation devenant très longue, nous l'abrégeons, en disant que la femme présenta dans la suite des affections diverses : Erythème, pseudo-rhumatisme des synoviales tendineuses des extenseurs des mains et des pieds, puis de l'articulation radio-carpienne gauche, phlébite de membres inférieurs suivie d'embolies pulmonaires, d'infarctus et de pleurésies.

Le tout dura cinq mois et la femme sortit de l'hôpital bien portante.

L'enfant, dès sa naissance respire très mal, incomplètement, avec une fréquence considérable des mouvements respiratoires. Faciès cyanosé. Ces symptômes s'aggravent rapidement et l'enfant meurt à 11 heures du soir, 9 heures après sa naissance.

L'autopsie de l'enfant, faite par M. Champetier de Ribes, a révélé une pneumonie double et, dans l'exsudat, de nombreux pneumocoques de Fraenkel. Cœur normal, rate et reins normaux à l'œil nu. Foie très volumineux et très congestionné.

Cette observation est très intéressante. En se basant sur la présence des pneumocoques dans l'exsudat du poumon du fœtus, on peut diagnostiquer rétrospectivement, que, chez la mère,il s'agissait d'une affection générale à pneumocoques, qui, on le sait, « peut s'attaquer à tous les organes, presque à tous les tissus, sans avoir préalablement séjourné dans les poumons (1). » On peut mettre cette obser-

1. Boulay. *Les affections à pneumocoques indépendant de la pneumonie franche*. Paris, 1891.

vation à côté de celle de Foa-Ufreduzzi, mentionnée plus haut, ou, mieux encore, de l'observation de Hecker de date ancienne (1876) mais, dans laquelle, bien entendu, la présence des pneumocoques chez les fœtus n'était même pas soupçonnée.

OBSERVATION IV (inédite).

Prise à l'hôpital Lariboisière dans le service de M. Porak.

Le 29 août 1890, à midi et demi, entre dans le service de M. Porak une femme robuste, âgée de 29 ans, journalière. Cette femme se plaint d'une douleur dans le côté gauche. La face est rouge, congestionnée, la respiration très fréquente, 44 par minute, pouls rapide 110, température de l'aisselle 39°,8.

A l'auscultation du thorax, on ne peut constater qu'une légère obscurité du murmure vésiculaire sur le côté gauche. De l'examen obstétrical, on apprend qu'elle est enceinte pour la sixième fois. Tous les accouchements se passèrent normalement, mais, de cinq enfants, deux seulement sont vivants, les autres moururent dans la première enfance. Elle a été réglée à 11 ans, les dernières règles se passèrent de 15 à 19 janvier, ce qui indique qu'elle est enceinte de sept mois et demi environ. Les contractions utérines commencèrent à dix heures du matin. On constate une présentation du sommet en position droite antérieure, col utérin effacé et présentant une dilatation d'une pièce de deux francs. La femme accouche, à 1 h.35 minutes après-midi, d'une fille vivante, pesant 1950 grammes. Délivrance spontanée 25 minutes plus tard. Membranes complètes, périnée intact, le liquide amniotique mêlé de mucosités, présente une odeur fétide.

30 août. — Amélioration de l'état général, les crachats sont purulents et légèrement rouillés. T. 38°,2.

A l'auscultation, on constate les mêmes signes que la veille. A

4 heures et demie du matin, survient un frisson intense et une brusque ascension de la température, 39°,8. On lui met 30 ventouses sèches.

31 août. — Crachats sanguinolents ; à l'auscultation, un souffle intense et râles crépitants à la base du poumon gauche. Diagnostic : pneumonie gauche inférieure.

On applique 30 ventouses sèches et 4 scarifiées et l'on administre une potion du tartre stibié. T. 38°,8.

1er septembre. — Obscurité de la respiration à la base et vers la partie moyenne du poumon gauche, souffle intense tubaire à la partie supérieure. T. 38°,6.

5 septembre. — Chûte brusque de la température, 37°,1. Râles crépitants (de retour) à la base et à la partie moyenne. Amélioration notable de l'état général.

Dès lors, la femme entre en convalescence et quitte bientôt l'hôpital, en emportant son enfant bien portant.

OBSERVATION V (inédite).

Communiquée par M. Diamant-Berger, ancien interne de l'hôpital Rothschild.

Une femme robuste, âgée de 30 ans, entre dans le service du Dr Weil, dans la matinée du 20 avril 1890, pour une maladie qui s'est déclarée il y a trois jours et qui a commencé par un fort frisson, de la céphalalgie, de la prostration, un point de côté, des douleurs des articulations.

A l'examen, on constate que la malade est enceinte de 8 mois et demi, primipare et présente tous les symptômes d'une pneumonie droite (matité, souffle tubaire fort, bronchophonie, crachats rouillés). Dyspnée intense, suffocante. A l'examen obstétrical, on trouve une présentation du sommet en position gauche antérieure, tête engagée, col utérin dans toute sa longueur, aucune manifestation de travail. Température 40°,1. Pouls 124. Respiration 44.

On lui met un vésicatoire sur le côté malade et on lui administre du cognac. La dyspnée progresse rapidement et à 10 heures du soir, la malade meurt avec les symptômes d'œdème des poumons, sans être entrée en travail. L'opération césarienne, pratiquée par le Dr Diamant-Berger, trois minutes après la mort de la mère, n'amena qu'un enfant asphyxié qu'il fut impossible de ranimer. Pas d'autopsie de la mère et de l'enfant.

Nous réunissons toutes les observations recueillies dans un tableau, auquel nous nous reporterons au cours de notre étude.

Noms des Auteurs.	Nombre des cas.	Age de la grossesse. Av. le 180e j.	Apr. le 180e j.	?	État de la mère, en rapport à l'âge de la grossesse et l'expulsion du fœtus. Av. le 180e j. Guér. Ac.pré.	S. acc.	Morts. Ac.pré.	S. acc.	Après le 180e j. Guér. Ac.pré.	S. acc.	Morts. Ac.pré.	S. acc.	En somme Guéris.	Morts.	Ex. du fœtus Avort.	Ac.pré.	État de l'enfant Vivants	Morts	?	Remarques thérapeutiques et spéciales	Notes bibliographiques.
Vancoestem	1		1								1			1		1		1		Métrorrhagie intense.	Ann. de méd. belge, 1835, juillet.
Valsalva	1		1									1		1				1		Op. cés. post mortem sans suc.	Morgagni 20e lettre.
Thirion de Namur	1		1						1				1			1		1		Avortement artificiel.	Journ. de méd. de Bruxelle, 1877, t. 97.
Bernard Pilz	1			1										1				1		Saignée.	Oestlerr. Jahresber., 1848 Bd. IV, S. 162.
Habraud	1		1							1			1				1			Tartre stibié, saignée.	Bull. de Thérap., 1849.
Mazade	2	1	1			1				1			2				2			Tartre stibié, saignée.	Ibidem et cité par Chatelain.
Bourgeois	12	8	4		4	3	1		2	1	1		10	2	5	3	7	5			Mém. de l'Acad. de méd. 1861.
Grisolle	17	13	4		2	8	3				4		10	7	5	4	10	7		2 cas compliqués des affec. card.	Traité de la pneumonie, Paris, 2e éd., 1863.
Roth	3			3									3				?	?			Wurzburger med. Zeitschr., 1860.
Köring	4			4									4				?	?			Disser. inaug. Gryphiswaldiæ, 1863.
Munier	1		1						1				1			1	1			Dyspnée intense, saignée 450 gr.	Schmidt'sche Jahresber., 1866, t. 132. S 327.
Aran	1		1						1				1			1	1			Accouch. artif.	Gazette des Hôpitaux, 1857-1858.
Hegar	9			9									3	6			?	?			Die Stärblichkeit wärh. der Schwaug. Freiburg, 1868.
Gusserow	13	1	12		1				4	1	7		6	7	1	11	7	6		Dans 9 cas accouch. artif.	Monatschr. f. Geb. Bd. XXXII, S. 87.
Hecker et Buhl	1		1								1			1		1	1		1	Gemellité, accouch. artif.	Klinik der Geburtshilfe, S. 190.
Châtelain	2	1	1			1			1				2			1	1				J. de m. de Brux., 1870 f 50 p. 130 et 510, f. 51 p. 11 f.
Simon	1		1							1			1				1				Cité par Châtelain.
Monginot	1	1				1							1				1				Ibidem.
Ricau	1		1									1		1				1			Thèse de Paris, 1874.
Hôpital Charité	1	1				1							1				1				Cité par Ricau.
Watelle	2		2						2				2			2	1	1			Cité par Ricau et Union méd., 1872.
Verrier	5			5									5				?	?			Séance de l'Acad. de méd., 1865, 21 octob.
Martineau	1	1				1											1			Kermès lav. avec chlor. au 1/125.	Bull. génér. de thérap., 1874, N° 8.
Doléris	1	1					1						1	1	1			1		Saignée (400 gr.). Travail court.	Arch. tocol., 1874.
Behier	1	1					1							1	1			1		Métrorrhagie. Collapsus.	Ann. de gynéc., 1874, t. I, p. 223.
Gilet de Beauzée	1	1				1											1			Herpès labiale.	Arch. tocol., 1875.
Wernich	3	2	1		1		1			1			2	1	2		1	2	1	Sinapisme, saignée avec transfus.	Berlin, Beiträge zu Geb. u Gyn., 1873, S. 317; 1874, S. 56.
Martin	4	2	2		1	1			1			1	3	1	1	1	1	2		Saignée suivie d'expul. du fœtus.	Ibidem.
Wegscheider	2	1	1			1				1			2				2				Ibidem.
Ruge	1	1	1		1								1		1			1			Ibidem.
Fasbender	9	2	7			1		1	6		1		7	2		7	5	4			Ibidem et 1874, Bd III, S. 40.
Hecker	1		1									1		1				1		Op. cés. p. m.; enf. m. 36 h. après.	Arch. für gyn. 1870.
Adams	1		1						1				1			1	1			Métrorh. arrêtée par perchl. de fer.	Lancet 1877, 1er septembre.
Valentin	1		1						1				1			1	1				Rev. méd. de l'Est.
Simpson	1		1											1			1			Pendant les suites de couches.	Edimbourg med Journ., 1880, mai.
Schenk	1											1		1				1		Opér. césar. p. m. sans succès.	Courrier of med., 1880. Centralbl. f. gyn., 1880, t. 161.
Lehfeldt	2	1	1		1					1			2		1		1	1			Thèse de Berlin, 1885.
Bergesio	51	31	20		24		10		11		9		35	16	15	6	?	?			Annali di ostetrica, Bologne, 1879.
Hofmeyer	1	1				1							1				1				Centralblatt f. gyn., 1884.
Brieger	6	2	4		1	1			1	3			6		1	1	5	1			Berliner Charité annalen, 1886.
Léopold	3		1			2				1			3				3			2 cas pendant les suites de couc.	Arch. f. gyn. Bd. XII, Heft, 2, 3, 284; Société de gyn. à Dresde, 1885.
Coli	40	15	25		12		3		13		7		30	10	6	16	?	?			Revista clinica, Bologne, 1885, Arc. f. gyn. 1885.
Strachan	1		1						1				1			1		1			Brit. med. Journ., 1886.
Marchant	1		1						1				1			1		1			Arch. f. pathol. anat., 1887 Bd CIX.
Thorner	1		1						1				1			1		1		Rechute de la pneumonie.	Thèse de Munich, 1888.
Verlet	1		1						1				1			1	1				Progrès méd., 1888, n° 34.
Auvard	1		1								1			1		1	1				Arch. tocol., 1888.
Bradbyry	1		1						1				1			1	1			Sinapisme, stimulants.	Brit. med. Journ., 1889. II.
Netter	1		1						1				1			1		1			Comptes-rendus de la Société de Biologie, Séance, 9 mai 1889.
Levy	2	1	1		1						1		1	1	1	1		2			Arch. für expér. pathol., 1889.
Wallich	1		1						1		1		1			1		1			Annales de gyn., 1889.
Foa-Uffreduzzi	1	1					1							1	1			1		Méningite suppr. chez le fœtus.	Riforma med., 1887, n° 39.
Ninian-Falkiner	1		1									1		1				1			Brit. med. Journ., 1889, 14 mars.
Fraigniaud	1		1						1				1			1	1				Arch. tocol., 1890, novembre.
Birch-Hirschfeldt	1		1								1			1		1		1			Beiträge zu path. anat., und allg., 1891, S. 389.
Viti	1		1								1			1		1		1			Riforma med., 1891, VI.
Pinard	1													1				1		Pendant les suites de couches.	Aymard, thèse de Paris, 1891.
Raven	1		1						1				1			1	1			Acc. com. est hâtée par le forceps.	Brit. med. Journ., 1891, 14 mars.
Chamberlent	2	1	1			1				1			2				2				Barthélemy, thèse de Toulouse, 1891.
Inédites	5		5						2		2	1	2	3		4	2	3			

PATHOGÉNIE, ÉTIOLOGIE ET FRÉQUENCE

La pathogénie de la pneumonie pendant la grossesse ne diffère pas de celle de la pneumonie franche en général.

Grâce aux progrès de la bactériologie moderne nous savons, à l'heure actuelle, que la pneumonie franche n'est qu'une manifestation d'une réaction locale, opposée par le poumon à un microbe particulier, le pneumocoque, à l'endroit le plus commun de son entrée dans l'organisme humain. Ce microbe, découvert tout d'abord dans la salive par Pasteur, n'acquit son rôle pathogénique dans la pneumonie franche que grâce aux publications de Talomon (1) et Fraenkel (2). Depuis ces communications, il a été très complètement étudié dans ses diverses manifestations morbides par beaucoup d'auteurs français, allemands et italiens, parmi lesquels il faut citer Weichselbaum (3), Saenger (4), Foa-Uffréduzzi (5) et surtout M. Netter dans ses nombreux travaux.

Ce pneumocoque, connu sous le nom de « diplococcus lanceolatus » de Talamon et Fraenkel, qu'on a maintes fois constaté à l'état inoffensif dans la salive des gens bien por-

1. Société anat., 1883, 30 nov. et *Progrès méd.*, 1883, 15 et 22 déc.
2. *Fortschr. f. kl. med.*, 1883, Bd. X, S. 402 et 462.
3. Wiener méd. Jahresber., 1886.
4. *Arch. f. exper. pathol.*, 1886.
5. *Deut. med. Wochenschr.*, 1886.

tants, est capable d'acquérir une virulence spéciale sous l'influence des causes encore assez mal connues, soit modification de son pouvoir pathogène, variable avec les épidémies, soit réceptivité particulière d'un organisme débilité par quelque trouble circulatoire ou nutritif. Suivant le cas, il provoque alors tantôt une infection générale, tantôt une réaction purement locale dans une de ces diverses portes d'entrée, souvent méconnues d'ailleurs, mais dont le poumon est la plus commune. Dans les circonstances accessoires, préparant ou faisant naître un terrain propice à la virulence des diplocoques de la pneumonie, on peut ranger l'action du froid, un traumatisme quelconque, un écart de régime, les excès alcooliques, le surménage physique, les préoccupations morales, tous les états, en un mot, qui débilitent l'organisme et le rendent plus vulnérable.

La grossesse, malgré les conditions défavorables qu'elle engendre chez beaucoup de femmes, malgré l'altération du sang et l'hypérinose qu'elle provoque, ne semble prédisposer à la pneumonie. Au contraire, il paraîtrait plutôt que la femme grosse possède une certaine immunité contre cette affection.

Sur 1842 femmes, dont l'âge varie de 15 à 50 ans, admises pour pneumonie à l'hôpital général de Vienne, on n'a compté que 43 femmes enceintes, c'est-à-dire une proportion de 2, 3 0/0. Grisolle, qui jusqu'à 1841 avait observé 14 cas de pneumonie pendant la grossesse, n'a pu de 1841 à 1864 (date de la nouvelle édition de son *Traité de la pneumonie*) recueillir que 3 cas, bien que son attention fût spécialement dirigée sur ce point.

Wegscheider, dans une discussion à la Société obstétricale

de Berlin, déclare considérer, d'après son expérience de trente années de pratique, la pneumonie comme extraordinairement rare dans la grossesse, puisqu'il n'a gardé le souvenir que de deux cas. Notre maître, le professeur Pajot, que nous avons eu l'heureuse occasion de consulter sur ce sujet, nous fait une réponse analogue, n'ayant rencontré, lui aussi, que deux cas. Martin, compulsant à ce point de vue les registres de la Charité de Berlin, n'en a trouvé aucune observation à la clinique de Traube et deux seulement à la clinique de Frerichs. Sur quatre mille femmes, accouchées à la clinique de Baudelocque, nous n'avons découvert qu'un cas de pneumonie pendant la grossesse et un autre pendant des suites de couches.

Mais cette immunité de la femme grosse pour la pneumonie, signalée par beaucoup d'auteurs, n'est qu'apparente ou tout au moins discutable. En effet, nous savons par les données statistiques (1) de Grisolle, de Chomel, de la clinique de Vienne, de Wunderlich, d'autres et même de Jurgensen que la femme est en général plus rarement atteinte de pneumonie que l'homme ; ce qui s'explique par ce fait que les femmes sont ordinairement moins exposées aux circonstances occasionnelles de la pneumonie, telles que intempéries, alcoolisme, surmenage, etc., circonstances, auxquelles échappe à plus forte raison la femme enceinte, qui se trouve pendant la gestation dans de meilleures conditions hygiéniques et sociales.

Les données de la statistique de Vienne perdent, peut-être, aussi de leur valeur par le fait connu, que la femme ré-

1. Cit. par Fasbender.

clame les secours hospitaliers plus rarement que l'homme, ce qui a aussi obligé Jurgensen à renoncer à la statistique hospitalière et à recourir aux données de la policlinique dans ses recherches sur l'influence du sexe dans la pneumonie. Pour avoir des données plus précises sur la fréquence de la pneumonie pendant la grossesse, il faudrait, comme l'a proposé Wegscheider à la Société des accoucheurs de Berlin, d'avoir recours à la clientèle privée ; mais ce système ne va point malheureusement sans de grandes difficultés, les observations de ce genre étant rarement publiées.

Si donc la grossesse ne confère pas l'immunité pour la pneumonie, elle n'y prédispose pas non plus. Dans aucune relation des statistiques des épidémies de pneumonie, on ne trouve mentionné que la femme grosse ait été plus souvent atteinte, et nous pouvons dire avec M. Pinard, que la grossesse ne constitue ni une prédisposition, ni un préservatif pour la pneumonie.

Quant à la fréquence de la pneumonie suivant l'âge de la grossesse, nous ne pouvons pas nous prononcer sur cette matière avec trop d'assurance. Les données statistiques des auteurs à cet égard sont différentes et parfois contradictoires. Ainsi Peter-Müller, Spiegelberg, Charpentier, Ricau et Bergesio trouvent que la fréquence de la pneumonie est moindre dans les mois les plus avancés de la grossesse ; Gusserow, Fasbender, Brieger et Coli paraissent démontrer le contraire. Personnellement, sur 239 cas que nous avons réunis, nous avons rencontré 94 cas pendant les premiers six mois de la grossesse, 119 cas pendant les derniers trois mois, 4 pendant les suites de couches et 22 cas sur lesquels nous avons des renseignements insuffisants. Notre statistique ne nous permet donc point de nous prononcer trop affirmativement pour la plus grande fréquence de la pneumonie au cours des derniers mois de la grossesse. Et notre réserve s'explique encore par cette considération que les observations de pneumonies survenant à cette dernière période, où elle comporte un pronostic plus grave, comme nous le verrons plus loin, ont dû être publiées plus volontiers à cause de leur plus grand intérêt.

INFLUENCE DE LA GROSSESSE SUR LA PNEUMONIE

Si nous ne pouvons pas constater une prédisposition de la femme enceinte pour la contamination pneumonique, il est néanmoins certain que la grossesse exerce une influence fâcheuse sur la marche de la pneumonie intervenante et aggrave son pronostic.

La pneumonie pendant la grossesse n'a pas de siége de prédilection. Elle affecte plus souvent le côté droit que le côté gauche, ce qui est aussi la règle en dehors de la grossesse. Elle n'a pas non plus de forme spéciale. Elle présente une marche régulière cyclique dans les cas bénins ; toutefois, dans les cas graves, à l'instar de son allure, indépendamment de la gestation, elle devient volontiers double, parfois migratrice et se complique d'épanchement pleurétique et d'œdème des poumons.

S'il est un symptôme plus marqué dans cette variété de la pneumonie, c'est la dyspnée suffocante, signalée par tous les auteurs, mais diversement discutée.

Ainsi, Hecker, Grisolle et tous les anciens attribuent cette dyspnée à la diminution de la cavité thoracique, qui serait une conséquence nécessaire du développement de l'utérus et du refoulement du diaphragme pendant la gestation. Cette influence fâcheuse de la grossesse, jointe à la diminution du champ respiratoire, déterminée par la pneumonie elle-même, notamment par l'exsudat fibrineux, qui remplit les alvéoles pulmonaires, doit être, d'après ces auteurs, la cause principale de l'aggravation de la pneumonie pendant la grossesse.

L'école allemande et les auteurs modernes, se basant sur les nombreuses expériences de Kuechenmeister, Fabius, Wintrich, Gerhardt et Schultze, nient l'existence de la diminution de la cavité thoracique pendant la gestation; d'après cette école, ce n'est pas à la diminution du champ respiratoire qu'il faut attribuer l'influence de la gestation sur la pneumonie, mais bien plutôt aux altérations du sang et aux modifications de la circulation pendant la grossesse.

En effet, une des preuves que la diminution du champ respiratoire ne joue pas le rôle principal nous est fournie par l'appréciation des cas, où la grossesse et l'acte de travail s'accomplissent sans dangers chez des femmes dont les poumons ont été détruits en grande partie par une ancienne affection chronique. Une autre preuve nous est donnée par ce fait, que la pneumonie conserve sa gravité toute particulière pendant les suites de couches, alors que la compression thoracique ne s'exerce plus, tandis que persistent les résultats fâcheux de l'altération du sang et les modifications circulatoires gravidiques. Nous ne pouvons cependant nier l'existence de la compression du thorax et la diminution de la capacité vitale, qui en résulte, ni négliger complètement leur rôle sur la marche aggravée de la pneumonie.

Les expériences, relativement plus récentes d'Eichhorst (1) montrent, à l'aide de la méthode pneumatométrique, que la pression expiratoire chez les femmes enceintes est diminuée,

1. *Deutsch. Arch. f. Klin. med.*, Bd. XI, s. 268.

il faut donc admettre, que l'augmentation par le fait de la grossesse de la pression intra-abdominale détermine une diminution d'étendue des contractions du diaphragme, en entraînant ainsi une insuffisance fonctionnelle de l'expiration. Ce trouble expiratoire est, naturellement, plus prononcé dans les mois plus avancés et dans les cas de complication de la grossesse par gémellité, hydramnios et par une tumeur intra-abdominale quelconque.

Tout en accordant à la compression thoracique une action pathogénique, il faut reconnaître, que le rôle prépondérant dans l'influence fâcheuse de la grossesse sur la pneumonie appartient à l'altération du sang, aux modifications apportées par la gestation à la circulation et à la suractivité qu'imposent au cœur et la pneumonie et la grossesse.

Jurgensen (1), qui a beaucoup attribué à l'étude de la pneumonie, a posé en règle que les pneumoniques meurent toujours à cause de l'insuffisance fonctionnelle du cœur. Nous verrons, en effet, qu'indépendamment des dangers que la pneumonie fait courir au cœur, les modifications circulatoires résultant du fait même de la grossesse, ne peuvent que favoriser la production de cette insuffisance fonctionnelle du cœur.

Parmi les circonstances qui dans la pneumonie surmènent le cœur, on peut signaler : 1° l'augmentation de tension de la circulation pulmonaire, due à l'imperméabilité d'une partie du poumon remplie par l'exsudat fibrineux ; 2° la diminution de la surface respiratoire et le rétrécissement du champ de

1. *Volkm. Saml. Klin. Vortrage n° 1 ; Lehrbuch der speciellen path. und. thérapie.*

l'hématose, dus à la fois à ce même exsudat fibrineux et à l'hyperhémie et l'œdème inflammatoire collatéraux (Jacquoud); 3° l'affaiblissement des mouvements respiratoires (ce facteur important de la circulation) consécutif à l'affection pneumonique et au point de côté qui l'accompagne. Les effets nuisibles de ces conditions défectueuses ne peuvent être compensés que par une grande suractivité du cœur.

A ces circonstances fâcheuses, il faut ajouter certaines modifications physiologiques, dues à la grossesse qui, de leur côté, nécessitent une somme plus grande de travail de la part du cœur. Ainsi, la compression du thorax, discutée plus haut, en affaiblissant les mouvements respiratoires, doit agir incontestablement aussi sur le cœur droit; la diminution de la quantité des globules rouges, véhicules de l'oxygène, dans le sang de la femme enceinte, constatée par Becquerel, Rodier et Nasse, entraîne les même conséquences, en contribuant au rétrécissement du champ de l'hématose. D'autre part, l'augmentation de la masse du sang pendant la grossesse et l'interposition de la circulation placentaire dans la grande circulation accroisse la tension de l'aorte, d'où résulte une suractivité du ventricule gauche. L'hypertrophie fonctionnelle gravidique, signalée par Ducret, Béraud, Blot, Vierordt (1), devient parfois insuffisante, ce qu'on reconnaît alors à l'irrégularité du pouls, à la violence des battements du cœur, au vertige etc., survenant et observée pendant la grossesse avancée. La fièvre, de son côté, contribue beaucoup au surmenage du cœur chez les pneumoniques; la fréquence du pouls et, par conséquent, des systoles augmente toujours

1. Cité par Filch.

avec l'élévation de la température ; de plus, la fièvre donne lieu à une surproduction d'acide carbonique (Niemayer, Liebermeister), et l'organisme, pour se débarrasser de ce surplus nuisible, doit recourir au plus grand travail du cœur. Plus nuisible est encore l'action directe, exercée par la fièvre sur le muscle cardiaque, en détruisant ses fibres contractiles et en déterminant leur dégénérescence granulo-graisseuse. Toutes ces circonstances réunies exigent une plus grande dépense d'énergie fonctionnelle de la part du cœur et surtout du ventricule droit qui, dégénéré par la fièvre et fixé au delà de son ressort, commence à se refuser à l'excès de travail qui lui est imposé. Il se produit un état de « fatigue » ou d'insuffisance fonctionnelle du cœur. Alors, tandis que le ventricule droit et les veines de la grande et de la petite circulation regorgent de sang, le ventricule gauche n'en reçoit que trop peu ; il se produit de l'anémie artérielle qui, jointe au défaut d'alimentation pendant la maladie, provoque une nutrition imparfaite de l'organisme, retentissant aussi au premier chef sur les muscles cardiaques et respiratoires comme les plus actifs.

L'état général s'affaiblit, l'affection pneumonique gagne en étendue, les troubles de la circulation augmentent, la fièvre s'allume davantage et il résulte, par conséquent, un cercle vicieux, amenant souvent, en fin de compte, une paralysie du ventricule gauche qui emporte la malade au milieu des symptômes de l'œdème des poumons.

Il est évident, que cette marche grave, que nous avons signalée, est plus fréquente dans les périodes avancées de la grossesse, les circonstances nuisibles, dues à la gestation, apparaissant ou se développant parallèlement à l'âge de celle-ci. L'aggravation qui en résulte est encore accrue par la production fâcheuse de l'expulsion du fœtus qui, comme nous le verrons plus loin, est aussi plus fréquente à la fin qu'au commencement de la gestation. L'acte plus ou moins long du travail, que nécessite l'expulsion du fœtus, outre les excitations nerveuses, douleurs, congestions nuisibles à la femme déjà gravement affectée, sur lesquelles insistèrent Gusserow, Martin et Wegscheider, provoque encore une très forte compression du thorax pendant chaque contraction utérine et apporte ainsi un nouvel élément nuisible au cœur, déjà surmené par la pneumonie et par la grossesse.

Les conséquences heureuses que la déplétion de l'utérus pourrait amener, notamment l'effet révulsif, la diminution de la pression thoracique et l'augmentation d'amplitude des mouvements respiratoires par l'abaissement de la pression intra-abdominale sont anéanties par l'afflux plus considérable du sang dans les gros troncs veineux du thorax et par l'élévation de la pression dans les vaisseaux de la petite circulation. Ces deux derniers phénomènes, dus d'une part à l'abaissement de la tension aortique par la disparition de la circulation placentaire (Spiegelberg) et d'autre part, à la plus grande profondeur des inspirations, apparaissant au moment, où le cœur dégénéré est affaibli et une partie considérable du tissu pulmonaire hépatisé ne sont pas en état de fonctionner pour décarboniser ce sang veineux, aggravent l'état de la malade, en amenant souvent un œdème pulmonaire avec ses funestes conséquences. En effet, sauf les cas heureux, mais isolés, de Thirion, de Chatelain et Bourgeois, où un accouchement artificiel fut salutaire, sauf quelques autres exceptionnels, où un avortement provoqua une détente des symptômes congestifs des poumons et une prompte résolution de la maladie, il est plus fréquent de voir, après un soulagement passager, la maladie s'aggraver et la femme succomber quelques heures, un jour ou deux après l'expulsion.

Quant aux données statistiques sur la mortalité des femmes enceintes atteintes de pneumonie et sur ses rapports avec l'âge de la grossesse et l'expulsion du fœtus, nous y reviendrons plus tard, dans le chapitre du pronostic.

INFLUENCE DE LA PNEUMONIE SUR LA GROSSESSE

Nous avons constaté que la grossesse et l'acte du travail agissent défavorablement sur la marche de la pneumonie, l'influence réciproque de la pneumonie sur la gestation s'exerce de la même façon et se manifeste par l'interruption fréquente de la grossesse et par la mort du fœtus.

Grisolle	constate	9 fois l'interruption de la grossesse	sur	17 cas,	soit	52,0 0/0.
Fasbender	»	7	»	8	»	87,5 0/0.
Ricau	»	21	»	48	»	48,5 0/0.
Coli	»	22	»	40	»	55 0/0.

Sur 213 cas (1), réunis par nous, on peut constater que la grossesse a été interrompue 118 fois, ce qui donne 55,4 0/0, chiffre qui s'approche de celui de Coli.

Quant aux causes déterminantes de cette interruption de la grossesse, nous pouvons en invoquer beaucoup. Outre les secousses imprimées à la femme par les efforts de toux (Mauriceau, Capuron, Cazeaux) outre « l'importance de l'organe affecté, la soudaineté de l'explosion de la maladie, sa gravité, l'intensité de la fièvre qu'elle détermine et le nombre de phénomènes sympathiques qui éclatent du côté de presque toutes les fonctions », phénomènes sur lesquels

1. Nous devons exclure les cas de Hégar, Koering, Roth, Pilz et Verrier, sur lesquels nous manquons de données précises.

insiste Grisolle, nous devons accorder un rôle très important à l'accumulation dans le sang, par suite de la gêne respiratoire et circulatoire, d'acide carbonique, provoquant, comme le démontre Brown-Séquard, les contractions utérines (Châtelain, Ricau), et surtout à la mort primitive du fœtus dont nous indiquerons plus loin les causes.

Toutes ces circonstances fâcheuses, étant naturellement plus prononcées à une période avancée de la grossesse, nous pourrions *a priori* conclure que plus la grossesse est près de son terme, plus elle court le risque d'être supprimée par une pneumonie intercurrente. En effet :

Ricau constate 11 avortements sur 28 cas, soit 39,3 0/0.

Et 10 accouchements prématurés sur 15 cas, soit 66,7 0/0.

Coli constate 6 avortements sur 15 cas, soit 40 0/0.

Et 16 accouchements prématurés sur 25 cas, soit 64 0/0.

Notre statistique nous donne 42 avortements sur 94 cas, soit 44,7 0/0, et 76 accouchements prématurés sur 119 cas, soit 53,9 0/0.

Quant à l'acte du travail, il ne semble pas être influencé par la pneumonie. Parfois cependant, on observe qu'il est de plus courte durée et parfois qu'il s'accompagne d'une métrorrhagie d'intensité telle, qu'elle emporte la femme en couches dans un collapsus rapide. Cette métrorrhagie est probablement de même nature que les hémorrhagies diverses qu'on rencontre souvent dans toutes les maladies infectieuses aiguës, où elles sont dues à l'altération du sang.

La vie du fœtus, à son tour, est diversement menacée par la pneumonie intercurrente. Sa mort est la conséquence inévitable de son expulsion avant le 180° jour ; les enfants nés prématurément après cette date sont viables, mais parfois tellement chétifs et affaiblis qu'on ne peut compter sur leur survie que dans un tiers des cas. Outre les causes que nous avons énumérées plus haut, qui, d'une façon médiate, entravent la vie du fœtus, en amenant l'interruption de la grossesse, il faut tenir compte des circonstances fâcheuses, qui atteignent le fœtus immédiatement, et qui ont pour résultat tantôt de le tuer encore dans l'utérus, tantôt de provoquer aussi, mais par un autre mécanisme, son expulsion prématurée. Parmi ces circonstances il faut noter en premier lieu la contamination pneumonique du fœtus par l'intermédiaire du placenta.

Cette contamination, observée par beaucoup d'auteurs, détermine rarement la mort dans l'utérus, mais se manifeste chez le fœtus bientôt après sa naissance par une affection pneumonique quelconque. Il faut d'ailleurs ajouter que cette contamination n'est pas toujours une conséquence nécessaire de la pneumonie, même quand l'infection pneumonique chez la mère est devenue générale.

Bozollo (1) a communiqué à l'Académie de Médecine de Turin un cas, où un enfant resta indemne, bien qu'il eût été allaité par sa mère atteinte de pneumonie, dans le lait de laquelle Bozollo avait démontré par l'examen direct et expérimental la présence de nombreuses colonies des pneumocoques de Fraenkel. Dans l'observation de M. Wallich (2) et dans un cas de M. Lévy (3) l'autopsie des enfants nés des mères pneumoniques, faite par MM. Netter et Recklinghausen, a permis de constater l'absence absolue de pneumoco-

1. Cit. dans la thèse d'Aymard. Paris, 1881.

2. *Ann. de gyn.*, 1889.

3. *Arch. f. exper. pathol.*, 1889.

que. D'après Runge (1), Malvoz et Wolf (2), il est nécessaire, qu'il existe une lésion placentaire, (fait démontré déjà par Slavianski (3), dans le choléra et la fièvre typhoïde) pour que l'infection de la mère se communique au fœtus.

Une autre influence défavorabble de la pneumonie gravidique s'exerce directement sur le fœtus, en déterminant des troubles de nutrition par la diminution de la tension artérielle, discutée plus haut, et par l'excès d'acide carbonique dans le sang maternel, qui, outre les contractions utérines qu'elle provoque, agit directement sur le fœtus, en lui empruntant une partie de son oxygène, comme le prouvent les expériences (4) de Zunz et Hogyes. Enfin, la vie du fœtus peut être encore entravée dans l'utérus par l'hyperthermie, dont le retentissement sur le fœtus dans les maladies fébriles avait été signalé par Spiegelberg (5), nié ensuite par Doléris (6) et Doré (7), puis à nouveau démontré par Negri (8) et surtout par notre ancien maître, le professeur Runge. D'après Runge, la fièvre, outre son action sur l'excitabilité utérine qu'elle augmente à un haut degré, agit directement sur le fœtus, par ce mécanisme, que le maximum de la température conciliable avec la vie, étant plutôt atteint par le fœtus que par la mère, il peut se produire une

1. *Valkm. saml Klin. vortr.* N. 174.
2. Cités par Lévy.
3. *Arch. de phys. norm. et pathol.*, 1874.
4. Cit. par Runge.
5. *Sehrbuch de Seburtshilfe*, 1872.
6. *Comp. rend. de la Société de Biologie*, 1883, p. 508
7. Thèse de Paris, 1883.
8. *Annali di obstetr.*, 1886, et *Centralbl. f. gyn.*, 1886, s. 688.

hyperthermie mortelle pour celui-ci à laquelle il succombe à un moment, où la vie de la mère est encore possible. Ce genre de mort du fœtus est rare, dit M. Runge, mais il devient plus probable, lorsque la température monte brusquement à un degré très élevé et d'une façon permanente.

Dans certains cas même on a observé la menace de la mort intra-utérine pour le fœtus, dont on voit les mouvements actifs devenir désordonnés et les battements du cœur, d'abord fort accélérés, diminuer pendant l'acmé.

Nous indiquons dans le chapitre suivant les données statistiques de la mortalité du fœtus.

PRONOSTIC

Des considérations que nous avons exposées plus haut il résulte, que le pronostic de la pneumonie gravidique doit être grave à la fois pour la mère et pour l'enfant.

En effet, la mortalité pour la mère est considérable.

Ainsi, Grisolle constate	7 morts	sur	17 cas,	soit une mortalité	de	41,2 0/0
Ricau	» 12	»	43	»		27,9 0/0
Bergesio	» 19	»	54	»		35,2 0/0
Coli	» 10	»	40	»		25 0/0

Sur 239 cas recueillis par nous, on note la mort de la mère 75 fois, ce qui fait une mortalité de 31,4 pour 100, chiffre assez élevé pour faire considérer le pronostic comme grave. Cependant, dans l'interprétation de cette donnée il faut tenir compte de l'influence du sexe sur le pronostic de la pneumonie. En effet, les statistiques de Frank, de Chomel, de l'hôpital de Munich, de V. Huss et de Wunderlich (1) montrent que, toutes choses égales d'ailleurs, la mortalité est toujours plus élevée chez la femme que chez l'homme. Toutefois, même en faisant cette réserve, si nous admettons avec Jurgensen (2) que la mortalité de la pneumonie est chez l'adulte, sans distinction du sexe, de 10 à 15 0/0, nous voyons que la grossesse augmente ce chiffre de deux fois et demie environ.

1. Barth. *Dictionnaire de Dechambre*. Art. *Pneumonie*.
2. *Loço citato*.

Pour ce qui est de l'influence de l'âge de la grossesse sur le pronostic pour la mère, nous constatons que la mortalité est plus grande dans les trois derniers mois que dans les six premiers. Ainsi, dans les pneumonies au cours des trois derniers mois de la grossesse,

Crisolle	constate	4	morts sur	4	cas,	soit	100 0/0
Ricau	»	7	»	15	»		46,7 0/0
Bergesio	»	9	»	20	»		45 0/0
Coli	»	7	»	25	»		28 0/0

tandis que dans les pneumonies au cours des six premiers mois de la grossesse,

Grisolle	constate	3	morts sur	13	cas,	soit	23 0/0
Ricau	»	5	»	28	»		17,9 0/0
Bergesio	»	10	»	34	»		29,4 0/0
Coli	»	3	»	15	»		20 0/0

Notre statistique signale 44 morts sur 119 cas dans les trois derniers mois de la grossesse, soit une mortalité de 36,9 0/0 et 22 morts sur 94 cas dans les six premiers mois, ce qui fait 23,4 0/0.

L'expulsion du fœtus de son côté augmente aussi les chances de mort pour la mère.

Ainsi, Grisolle	sur 9	cas avec expulsion du fœtus note	7 morts,	soit	77,8 0/0
Gusserow	» 12	»	7	»	58,3 0/0
Ricau	» 21	»	10	»	47,6 0/0

Nous constatons de notre côté sur 78 cas (1) de pneumonies gravidiques, suivis d'expulsion du fœtus, 29 morts, soit une mortalité de 38, 7 0/0.

1. Nous ne pouvons tirer sur ce point de renseignements des observations de Bergesio et Coli, n'ayant pas connaissance, dans

Dans les cas où s'est produite l'expulsion du fœtus, la mortalité de la mère pendant les premiers six mois est presque aussi élevée que pendant les derniers trois mois.

Ainsi :

Ricau signale 5 morts sur 11 cas, soit 45 0/0 pendant les premiers 6 mois.
et « 5 « 10 « 50 0/0 pendant les derniers 3 mois.

Notre statistique nous donne 8 morts sur 21 cas pendant les premiers six mois, soit 38 0/0, et 21 morts sur 54 cas soit 38,9 0/0 pendant les derniers trois mois de la grossesse.

L'élévation du chiffre de la mortalité de la mère pendant les derniers mois (36,9 0/0), supérieur à celui des six premiers mois (23, 4 0/0), doit être interprétée non seulement par la plus grande fréquence, constatée plus haut, de l'interruption de la grossesse à l'époque la plus avancée, mais encore par ce fait, que pendant les derniers trois mois la mort survient souvent même chez les femmes, n'ayant pas accouché, tandis que pendant les premiers six mois elle est exceptionnelle dans ces conditions. En effet, nous pouvons dans les observations, où l'expulsion du fœtus n'a pas eu lieu, signaler une mort sur 24 cas pendant les six premiers mois, soit 4,2 0/0 et 7 morts sur 20 cas, au cours des trois derniers mois, soit 35 0/0.

Le pronostic pour l'enfant est encore plus grave. Tous les enfants, expulsés avant le septième mois de la grossesse, meurent fatalement ; parmi les autres un grand nombre succombent aussi bientôt après la naissance.

leurs données statistiques, de la mortalité de l'enfant et du rapport entre l'expulsion du fœtus et la mort de la mère.

Ricau signale 7 morts sur 10 enfants nés pendant les derniers trois mois de la grossesse. Sur 43 cas, il constate en tout 18 enfants morts, ce qui donne une mortalité de 41, 9 0/0.

Sur 124 cas, sur lesquels nous sommes exactement renseigné (1), nous pouvons constater 54 morts, ce qui donne pour l'enfant une mortalité de 43,5 0/0.

La mortalité de l'enfant est plus grande dans les six premiers mois que dans les trois derniers mois.

Sur 45 cas au cours des six premiers mois nous trouvons 22 morts, soit 48,9 0/0 et sur 78 autres cas (dont 4 pendant les suites de couches) nous notons 31 morts, soit 39,7 0/0.

1. Nous n'y comprenons pas ceux de Bergesio, Coli, Hegar, Roth, Koring et Verrier, sur lesquels les données nous manquent à ce point.

TRAITEMENT

Le traitement de la pneumonie gravidique ne diffère guère de celui de la pneumonie en général; il reste toujours diététique et symptomatique et le restera aussi longtemps qu'on n'aura pas découvert un agent spécifique, capable de tuer le pneumocoque dans l'économie ou, tout au moins, de rendre son développement impossible, en stérilisant le terrain organique. Aussi doit-il varier à l'infini, selon les conditions individuelles et selon les symptômes prépondérants dans chaque cas particulier. Toutefois nous devons noter ici quelques particularités et précautions qu'exige du traitement l'état gravidique de la femme. Ainsi, il faut signaler tout d'abord la contre-indication formelle de l'accouchement artificiel, si chaleureusement recommandé cependant par beaucoup d'auteurs; ce point nous paraît démontré par les raisonnements que nous avons exposés plus haut et par les données statistiques que nous avons présentées; au moins, dans les cas où la grossesse n'est pas compliquée par la gémellité, par l'hydramnios ou par une tumeur intra-abdominale quelconque qui, même avant l'apparition de la pneumonie, placent la femme enceinte dans de mauvaises conditions respiratoires. Et même dans ces cas compliqués on ne peut toujours attendre une action salutaire de l'accouchement artificiel, l'influence nuisible de la réplétion de l'utérus sur la circulation et sur le cœur surmené, que nous avons discutée plus haut, restant toujours la même. Au contraire, nous considérons comme rationnel d'arrêter par tous les moyens possibles (injection de morphine, hydrate de chloral, narcotiques) toute manifestation spontanée du travail, et, dans les cas où tous les moyens ont échoué et où la femme entre manifestement en travail, d'abréger ce stade nuisible à la respiration et à la circulation de la mère pneumonique par l'intervention artificielle, par la rupture des membranes et par l'application du forceps, procédé chaudement recommandé par Peter-Muller, et grâce auquel l'accoucheur anglais Raven réussit à sauver la mère et l'enfant dans un cas considéré comme désespéré. Pour les mêmes raisons, nous considérons que toute intervention énergique, telle que la saignée, l'application des sangsues ou des ventouses scarifiées, l'emploi du tartre stibié et toute autre médication, pouvant provoquer les contractions utérines, doit être autant que possible évitée et il faut se borner à l'usage des antiphlogistiques modérés et aux traitements tonique et antipyrétique. Les antithermiques, dans le traitement de la pneumonie gravidique, doivent être employés d'autant plus largement que la permanence d'une élévation considérable de température, outre la dégénérescence du cœur et l'excitabilité de l'utérus qu'elle provoque, peut encore parfois tuer le fœtus par hyperthermie.

CONCLUSIONS

I. — La grossesse ne constitue ni une prédisposition, ni un préservatif pour la pneumonie.

II. — De même l'âge de la grossesse ne semble pas exercer une influence sur la fréquence de la pneumonie.

III. — La pneumonie acquiert par le fait de la gestation un degré de gravité qu'elle n'a pas dans l'état de vacuité de l'utérus. La mortalité de la pneumonie chez l'adulte variant entre 10 0/0 et 15 0/0, la mortalité de la pneumonie gravidique s'élève jusqu'à 31,4 0/0.

IV. — L'altération du sang, les modifications circulatoires apportées par la gestation et par l'expulsion du fœtus, qui survient fréquemment et le surménage du cœur qui en résulte, sont les principales causes de l'aggravation de la pneumonie pendant la grossesse.

V. — Plus la femme grosse atteinte de pneumonie approche du terme, plus le danger est grand pour elle. La mortalité, étant dans les six premiers mois de 23,4 0/0, s'élève dans les trois derniers jusqu'à 36,9 0/0.

VI. — L'interruption de la grossesse est une conséquence très fréquente de la pneumonie intercurrente (55,4 0/0).

VII. — Plus la grossesse est près de son terme, plus elle est exposée à être supprimée par une pneumonie intercur rente; l'expulsion du fœtus se produisant dans les six premiers mois dans la proportion de 44,7 0/0, atteint dans les trois derniers celle de 63,9 0/0.

VIII. — L'expulsion du fœtus aggrave le pronostic, en augmentant la mortalité de la mère (38,7 0/0) et en étant une des causes principales de la mort de l'enfant.

IX. — L'expulsion du fœtus a le même degré de gravité pour la mère, quelle que soit l'époque à laquelle cette expulsion a lieu (38 0/0, 38,9 0/0).

X. — La fièvre, l'accumulation d'acide carbonique dans le sang maternel et la mort primitive du fœtus sont les causes de l'interruption de la grossesse.

XI. — Dans les six premiers mois il est rare que la femme meure sans que l'expulsion se soit produite (4,2 0/0), tandis que c'est un phénomène assez fréquent pendant les trois derniers (35 0/0).

XII. — Le pronostic pour l'enfant est encore plus grave que pour la mère, sa mortalité s'élevant jusqu'à 41,9 0/0).

XIII. — Contrairement à la mortalité de la mère, la mortalité de l'enfant est moindre dans les trois derniers mois de la grossesse (39,7 0/0) que dans les six premiers (48,9 0/0).

XIV. — L'expulsion prématurée, l'infection intra-utérine, l'anémie artérielle, l'appauvrissement en oxygène du sang fœtal et l'hyperthermie sont les causes de la mort fréquente du fœtus.

XV. — L'accouchement artificiel est contre-indiqué dans le traitement de la pneumonie gravidique.

XVI. — De même, toute intervention énergique qui pourrait provoquer des contractions utérines doit être autant que possible évitée.

XVII. — L'acte de travail doit être arrêté ou abrégé par tous les moyens possibles.

XVIII. — Toute élévation considérable de la température doit être combattue.

Imprimerie de l'Ouest, A. NÉZAN, Mayenne.

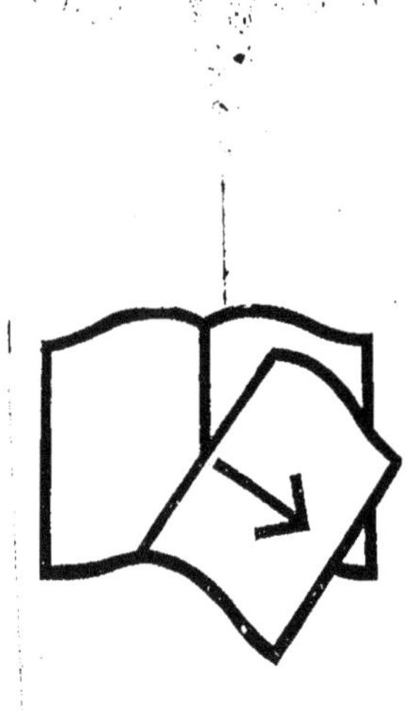

Documents manquants (pages, cahiers...)
NF Z 43-120-13

www.ingramcontent.com/pod-product-compliance
Ingram Content Group UK Ltd.
Pitfield, Milton Keynes, MK11 3LW, UK
UKHW020347250726
13967UKWH00005B/2161